AF309643

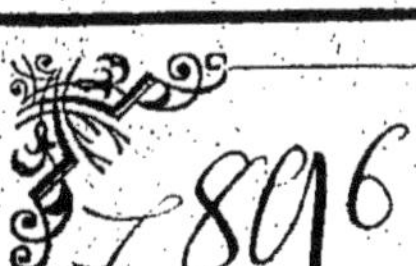

REMARQUES

SUR LE

TRAITEMENT TOPIQUE

DE

LA CARIE

PAR L'HUILE DE FOIE DE MORUE BLONDE
ET L'ESSENCE DE TÉRÉBENTHINE,

PAR

LE Dr A. DE COURVAL

« Les lumières de la biologie dissiperont les fantôme
« de la spérificité morbide et thérapeutique, laissant à
« peine subsister..... cette sorte de spécialité d'action
« qu is'accuse du côté d'un élément histologique, d'un
« organe ou d'un appareil. »
GUBLER. *Comment. thérap.*—Préface.

PARIS

P. ASSELIN, SUCCESSEUR DE BÉCHET JEUNE ET LABÉ,

LIBRAIRE DE LA FACULTÉ DE MÉDECINE

Place de l'Ecole-de-Médecine.

1869

REMARQUES

SUR

LE TRAITEMENT TOPIQUE

DE LA CARIE

Par le Dr A. De COURVAL.

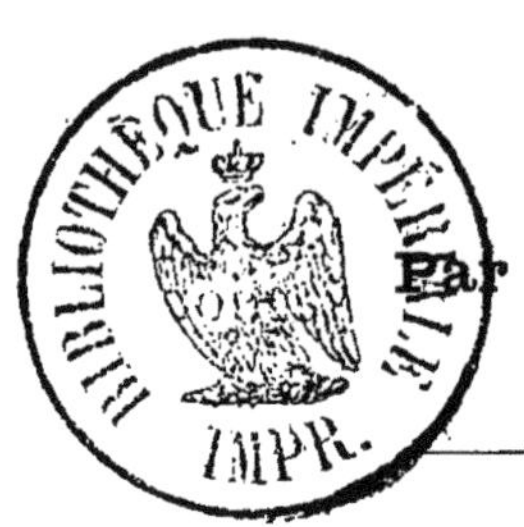

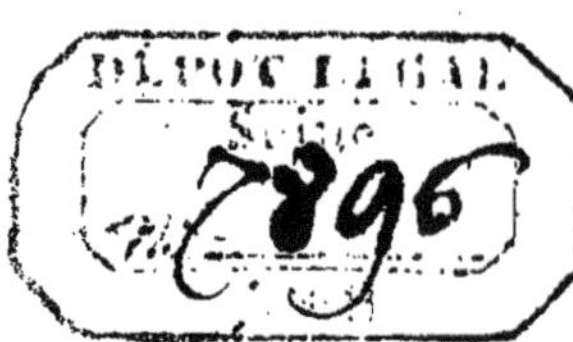

Le mémoire du professeur Richet sur les tumeurs blanches, si exact, si complet, si pratique en même temps, ne fait qu'effleurer le traitement des caries osseuses pour lesquelles il n'indique aucun modificateur direct, emprunté à la matière médicale. Les injections iodées, en effet, mises en usage par Bonnet et Velpeau, n'y sont mentionnées avec éloge qu'au sujet des synovites pseudo-membraneuses, et d'autre part, à un point de vue plus général, les procédés médicamenteux, décrits par Laugier et Denonvilliers, aux articles *Abcès* des deux dictionnaires de médecine, témoignent de l'indigence de la thérapeutique à l'endroit des lésions qui donnent naissance aux collections ossifluentes.

L'attention des chirurgiens a cependant été fortement attirée de ce côté : ainsi que le prouvent les opérations imaginées par MM. Richet et Laugier. La trépanation, la saignée osseuse sont, à la première période de vascularisation, de très-bonnes opérations trop rarement pratiquées peut-être. Dans

1869

1

une phase plus avancée la rugination et le cautère
actuel sont de puissants modificateurs des surfaces
cariées. Toutefois, il est clair que leur usage est
forcément restreint par la disposition et la suscep-
tibilité de voisinage des organes malades. Aussi, il
faut bien le dire, les altérations des portions articulaires des os qui constituent le troisième degré de
la tumeur blanche sont-elles le plus souvent livrées
aux hasards de la médication à distance, dite générale, et des applications topiques médiates. Quant
au traitement direct, on se bornait encore naguère
à entretenir les trajets fistuleux à l'aide d'injections
détersives vineuses ou iodées auxquelles M. Laugier
ne reconnaît aucune action spéciale sur la carie.

Abstraction faite du traitement thermal sulfureux
ou chloruré, si utile en maintes circonstances, mais
dont il est impossible de faire profiter la plupart des
malades, on se trouvait donc il y a quelques années
fort dépourvu en présence d'une affection de ce genre
lorsque l'on ne pouvait l'attaquer par le fer ou par
le feu ; et l'impuissance de la teinture d'iode étant
bien constatée, on attendait quelque chose qui con-
solât de cette déception.

M. Notta, dans ces circonstances, rendit un véri-
table service à la médecine en faisant connaître la
liqueur de Vilatte, empruntée à la thérapeutique vé-
térinaire. Cette formule, bizarre et irrationnelle au
point de vue chimique, a pourtant une efficacité
réelle dans les cas de fistules anciennes, aboutissant
à une plaie du squelette ; et elle est d'un grand secours dans ceux de tumeur blanche ouverte, en
modifiant à la fois tous les éléments de la maladie,

. Je sais bien qu'on lui a fait le reproche d'enflammer violemment les tissus ; mais c'est là une affaire
de précautions et de tempéraments qu'un chirurgien attentif ne manquera pas d'avoir toujours au

début. D'ailleurs cet effet n'est pas constant ; les parties s'habituent assez vite au contact de la liqueur, et je l'ai vue même accomplir son œuvre en silence et guérir sans provoquer aucune réaction, sans même amener cette suppuration abondante et louable que M. Notta paraît avoir toujours observée. On a encore accusé la liqueur de Vilatte de graves méfaits qu'elle aurait commis par suite de son introduction dans les veines. Tout est possible, mais il ne s'agit là évidemment que d'accidents exceptionnels que l'on ne saurait opposer aux succès journaliers qu'elle obtient de toutes parts.

Je ne serai certes pas, après ce témoignage, rangé parmi les détracteurs de la liqueur de Vilatte. Aussi, loin de prétendre à la détrôner je viens seulement lui proposer deux auxiliaires, deux succédanés, peut-être : eux-mêmes si vulgaires et en même temps si efficaces que j'ai eu besoin de relire les écrits des maîtres les plus autorisés, et de me rappeler tous les cas qui ont passé sous mes yeux dans les hôpitaux, pour croire qu'ils ne sont pas connus, ou que, s'ils sont connus et utilisés, c'est seulement contre les plaies atoniques et les scrofuleuses de parties molles, mais nullement dans les affections des os.

C'est donc, sur un emploi à tout le moins fort négligé, sinon nouveau, de l'huile de foie de *morue blonde* et de l'*essence de térébenthine* que j'appelle aujourd'hui l'attention. On comprendra d'ailleurs que j'aie pu être conduit à tenter cette utilisation par la connaissance des propriétés reconstituantes et vulnéraires de ces produits ; j'obéissais ainsi à la tendance analytique actuelle, caractérisée avec tant d'autorité par le professeur Gubler dans sa belle préface des *Commentaires du Codex*, et qui appelle, comme l'a dit Valette, la pratique chirurgicale sur le terrain des altérations locales, sans lui faire pour cela déserter les grands principes affirmés par l'in-fluence reconnue des diathèses.

Les faits que je possède ne sont pas encore assez nombreux pour impressionner le public médical par leur masse ; mais plusieurs sont positifs. J'en citerai quelques-uns dans le cours de ces remarques sans leur imposer l'ordre chronologique, ni leur donner les développements que comporterait un travail d'ensemble pour lequel je vois encore trop d'inconnues à dégager. Il ne m'a pas encore, en effet, été possible de distinguer les indications spéciales de l'emploi des trois modificateurs osseux en présence. Pour les deux derniers, la condition absolue de réussite est une application très-directe, une imbibition en quelque sorte constante des parties malades qui doivent baigner dans les liquides médicamenteux. Cette exigence, pour être rigoureusement satisfaite, impose l'adoption d'une ligne de conduite particulière et réclame l'emploi de procédés tout spéciaux qui doivent être l'objet d'une étude à laquelle je convie les chirurgiens des hôpitaux bien placés pour la faire.

L'important est d'arriver le plus près possible du foyer de la carie, et les difficultés dans la poursuite de ce résultat se rencontrent à chaque pas. La moindre violence, en effet, exercée sur des tissus aussi susceptibles que ceux qui sont le siége d'une phlegmasie chronique cause des douleurs qui peuvent allumer la fièvre ; et de plus, l'effet des premières injections, surtout celles d'huile, est de faire bourgeonner les trajets fistuleux que l'on court ainsi le risque d'oblitérer avant d'avoir triomphé de la carie.

Il faudra donc se donner le plus de jour et d'aisance possible, et pratiquer ou utiliser des issues qui assurent avant tout l'élimination des sécrétions et détritus morbides, en permettant un accès facile aux points altérés.

J'ai trouvé, pour remplir cet office, fort avantageux le seton de Bell et de Leriche, passé à l'aide d'une aiguille suffisamment large et longue. L'opération est ainsi moins sanglante et moins effrayante pour les malades. Je préfère le fil de soie ou de chanvre aux drains sulfurés qui favorisent la décomposition du pus. La corde à boyau est excellente lorsqu'elle est macérée; mais elle s'use vite, et il faut la changer souvent, sous peine de la voir se rompre dans le trajet.

Un bout de sonde peut, à l'occasion, servir à canaliser un pertuis rebelle; mais ce qui réussira le mieux pour le dilater, mieux et plus doucement que le laminaria, ce sera une cheville de racine de guimauve. Enfin, pour réprimer la végétation fongueuse, qui est si active chez les scrofuleux, je n'ai rien trouvé de plus sûr que la poudre de nitrate ou d'acétate de plomb, ou que l'extrait de Saturne pur.

On me pardonnera des minuties qui ont pour but de mettre en garde contre des difficultés de détail dont la moindre suffit à enrayer un traitement durant des semaines; mais j'ai besoin de réclamer toute l'indulgence de ceux qui me lisent, pour oser effleurer la très-grosse question de l'ouverture des abcès ossifluents.

Être convaincu que l'on a dans la main des agents capables de tarir la source de ces humeurs dangereuses en procurant une guérison radicale, et ne pas s'en servir; se croiser les bras et attendre avec résignation, du temps et de la régénération de l'individu une résorption des produits morbides, une cure générale et locale que la nature nous refuse dans la grande majorité des cas, c'est à quoi il ne serait guère possible de se résoudre.

Quelle était, en effet, la fin de non-recevoir opposée naguère encore aux entreprises de la chirurgie? M. Laugier l'exprime dans l'article: *Abcès*, du *Dictionnaire de médecine pratique*, lorsqu'il demande : « A quoi bon ces tentatives périlleuses puisqu'on ne peut rien sur la carie ? »

Tel est le véto sagement conditionnel dont les termes m'ont semblé pouvoir être retournés en faveur de ma thèse, du moment que je me suis cru à à même de combler la lacune signalée ; et j'avoue que je me suis avancé dans cette voie jusqu'à subordonner les considérations qui militent en faveur de l'abstention à l'indication capitale pour moi de la cure osseuse.

Il me paraît, au reste, que l'on commence à revenir un peu de la frayeur, légitime jusqu'à un certain point, que cause la perspective de l'introduction de l air dans le foyer des abcès froids : frayeur qui a donné naissance à une foule de procédés opératoires ingénieux, mais pas toujours efficaces. M. Laugier attribue les accidents qui succèdent à l'ouverture des abcès ossifluents à plusieurs causes sans accorder à l'air une action prépondérante ; et il finit en donnant le conseil d'ouvrir largement la poche, si elle menace de se rompre. Ainsi parle Valette, de Lyon. à l'article *Coxalgie*, Nouveau Dictionnaire.

Il n'y a pas longtemps que M. Boinet, à la Société de Chirurgie, reléguait l'action de l'air au second plan, en incriminant surtout le croupissement du pus qui a subi l'action de l'air. Boyer et Lisfranc ouvraient de bonne heure et largement. Mes propres observations, bien insuffisantes pour juger un débat engagé entre les maîtres de la science, sont favorables à la manière de voir de M. Boinet. Je puis, par exemple, citer le cas d'une énorme tumeur offrant le volume d'une tête de fœtus à terme et remplie de pus provenant de carie vertébrale, qui fut ouverte par moi, sans qu'il en soit résuté aucun inconvénient.

Il s'agissait d'une femme de 30 ans, scrofuleuse et deux fois mère d'enfants rachitiques. L'abcès parut dans la gouttière vertébrale droite, au niveau de la sixième vertèbre dorsale, vers le mois de décembre 1867. Il s'accrut lentement entre le rachis et l'omoplate, se creusant une poche dans le tissu cellulaire sous-cutané, en même temps que se prononçait une déformation angulaire de plus en plus considérable de la colonne. Au mois de juillet 1868 le poids de la tumeur était devenu insupportable pour la malade, et l'on remarquait, à la partie la plus déclive, un point rougeâtre qui présageait une rupture prochaine. Un gros trocart enfoncé à côté de cet endroit, donna issue à une mer de pus grisâtre et grumeleux, après quoi je passai par le trou un séton de fils de soie, aboutissant à une seconde ouverture pratiquée à la partie supérieure du diamère vertical de la tumeur.

La malade ne ressentit absolument de son opération qu'un immense soulagement, sans augmentation de la fièvre hectique, qui existait depuis longtemps, et sans aucune aggravation de l'état général.

Au bout de deux jours, le foyer commençant à donner un peu d'odeur, ce qui n'avait rien d'étonnant, vu la température ambiante, j'inaugurai les injections d'essence pure, qui désinfectèrent rapidement et communiquèrent à la paroi interne de la cavité une vigueur salutaire manifestée par un bourgeonnement énergique.

Malheureusement l'état cachectique de la femme ne permit pas de rechercher le siége exact de l'altération osseuse dont les ouvertures étaient un peu trop éloignées; et l'on dut, dans ces circonstances, renoncer à l'injection qui ébranlait cette chétive organisation, en ne portant que sur des tissus avivés où elle était désormais inutile.

La malade vécut encore plus de neuf mois avec son séton, dont les ouvertures s'étaient, dès le début, fort élargies. Il est à remarquer que si, dans ce cas, l'abcès percé de part en part, suivant la verticale et non loin du foyer générateur, était dans une excellente condition pour l'écoulement du pus, le voisinage de ce même foyer l'exposait au plus haut point à ressentir le pernicieux effet du contact de l'air qui, dans le cas de migration lointaine, a encore quelque chance d'être intercepté. Cependant on ne voit pas ici éclater les redoutables accidents qui emportent des malades en huit jours; et si la femme a succombé ce n'a été qu'au progrès inévitable et relativement très-lent du mal de Pott (1)

Je ne crains pas, en relatant cette observation, de m'exposer au reproche d'avoir fait une opération inutile, car la menace de rupture de la poche constitue, de l'aveu de tous les chirurgiens, un cas d'intervention forcée. Du reste, cette opération a été, au point de vue de la méthode que j'examine, exécutée trop tard et trop loin du mal; et si je cite ce fait, qui reste en dehors de la question du traitement de l'altération osseuse, c'est parce qu'il peut, je crois, servir à prouver que, dans certaines conditions déterminées, les plus vastes collections purulentes engendrées par la carie, peuvent être ou-

---

(1) Je dois dire qu'aussitôt après l'opération et pendant tout le temps que j'ai pu craindre l'infection purulente, la malade a été soumise à l'usage journalier de la potion suivante, à laquelle j'attribue une grande efficacité tutélaire.

Eau.	sept cuillerées à bouche.
Sucre.	s. q.
Bonne eau-de-vie. .	trois cuillerées à bouche.
Perchlorure de fer.	quarante gouttes.

vertes impunément et utilement pour les malades, pourvu que l'on ait soin d'assurer l'évacuation facile et continue du pus. Objet que l'emploi de la méthode de M. Chassaignac permettra le plus souvent d'atteindre, surtout si l'on y joint l'usage d'injections détersives, suivant les préceptes donnés par les auteurs et notamment par MM. Laugier et Valette. (*Loc. cit.*)

Je disais plus haut que je n'étais pas encore fixé sur les indications comparatives des trois liquides dont j'ai admis l'efficacité contre la carie. Il y a cependant une contre-indication à l'usage de l'huile que j'ai reconnue : c'est la chaleur de la saison d'été. Trois fois, en effet, après l'avoir inaugurée, j'ai été obligé de la remplacer par l'essence. En vain, dans ces cas, ai-je tenté d'associer les deux topiques, en vain me suis-je adressé aux essences de lavande, de romarin, à l'acide phénique, au goudron, à l'iode; rien n'a pu empêcher, dans les foyers, la putréfaction de l'huile, qui leur communique une odeur horrible en même temps qu'elle perd toute son efficacité. Ceci, pour le dire en passant, rappelle une condition de son administration à l'intérieur universellement observée.

Les essences de lavande et de romarain essayées seules ne m'ont pas donné des résultats comparables à ceux de l'essence de térébenthine. L'iode dissous n'ajoute rien à sa vertu; il pourrait cependant être utile par absorption locale. Lorsqu'enfin, dans le but de graduer l'action de l'essence, j'ai voulu la mêler avec une certaine proportion d'huile d'olive ou d'amandes douces, ou même de résine, je n'ai pu le faire qu'aux dépens, à ce qu'il m'a paru, de la sûreté et de la rapidité de ses effets.

Je dois distinguer de toutes ces tentatives avortées, l'alcoolat de Fioraventi qui, moins irritant que l'essence de térébenthine, m'a semblé quelquefois pouvoir la suppléer. Si la propriété de ce baume se vérifiait, il aurait sur l'huile et l'essence un avantage précieux, en ce sens qu'il est inoffensif pour la peau dont il atténue au contraire les irritations superficielles; tandis que le contact de ces deux derniers liquides est fort mal toléré par cette membrane. Aussi ne faut-il pas manquer de la protéger par une couche d'un corps gras que l'on étendra autour des points où l'on doit pratiquer les instillations ou les injections d'essence ou d'huile.

Pour ce qui est du mode d'action intime et de ce que l'on pourrait appeler le procédé curateur des agents que j'ai nommés, je n'ai à proposer aucune théorie basée sur l'observation expérimentale; et je ne crois pas utile de risquer une explication hypothétique. Il faut donc me borner pour le moment à constater que les effets modificateurs de l'huile s'annoncent toujours par l'apparition d'une suppuration épaisse et liée. Avec l'essence, le phénomène est moins constant, et la lésion peut guérir, comme avec la liqueur de Vilatte, sans passer par cette phase.

Cette différence fut très-accentuée dans les deux cas suivants. Le premier se rapporte à l'huile qui eut, durant l'hiver de 1864, le succès le plus complet dans le traitement d'une tumeur blanche de l'articulation métatarso-phalangienne du gros orteil. C'était chez un enfant de 10 ans, lymphatique et malade depuis plus de deux ans.

La partie, il faut le dire, se prêtait assez bien à cette imbibition continue dont j'ai fait une condition essentielle de réussite. Il existait en outre deux fistules commodément placées qui aboutissaient, à travers une épaisseur de parties molles relativement peu considérable, l'une dans l'articulation même, l'autre, sur l'extrémité non articulaire du métatarsien dénudé et carié. De plus, comme les orifices des trajets fistuleux se prêtaient mal à l'introduction de la canule d'une petite seringue, je n'hésitai point à les débrider pour m'ouvrir une large voie et éviter au patient les petites souffrances journalières qui excitent sa méfiance, ébranlent son système nerveux et sont, en somme, beaucoup plus redoutables qu'un traumatisme sanglant une fois accompli.

Les désordres internes furent radicalement guéris dans l'espace de trois mois, tandis qu'à l'extérieur plusieurs applications de sangsues, et le maintien en permanence de bandelettes de Vigo, recouvertes de cataplasmes, favorisaient la résolution de l'engorgement périarticulaire.

Dans le même temps, il est vrai, la constitution était soutenue et améliorée, en dépit du repos rigoureux au lit, par le régime et l'huile de foie morue alternée avec la teinture d'iode. Je ne crois pas cependant que l'on soit tenté d'attribuer la disparition ou la transformation des fongosités articulaires, la guérison de la carie à l'ensemble de ces moyens que j'appellerai périphériques. C'est bien ici l'huile qui a agi topiquement, et j'ai suivi jour par jour la transformation de la sanie qui s'écoulait par les fistules en un pus de plus en plus louable. Mon stylet qui pénétrait en commençant très-bien dans l'article, ne pouvait plus bientôt s'y mouvoir à l'aise, son contact ne donnait plus lieu à aucun écoulement de sang, et peu à peu l'accès lui en fut interdit, par suite probablement des adhérences fibreuses qui s'étaient formées. Du côté du métatarsien, j'ai senti la rugosité, la friabilité qui permettait un certain degré de pénétration, diminuer et disparaître à mesure que se formait la cicatrice osseuse. Cette cicatrice que j'ai sentie naître d'un jour à l'autre, ne m'a pas donné et elle ne donne jamais la sensation de la rencontre de l'os réformé. Elle produit celle d'un tissu doux, mais résistant, élastique, qui s'élève progressivement vers la surface tégumentaire toujours déprimée à son niveau.

L'organisation nouvelle adhère en s'élevant du fond de la solution de continuité aux tissus voisins, et la cicatrice osseuse se confond avec celle des parties molles lorsque le trajet fistuleux n'était pas trop étendu.

Les choses se passèrent de la sorte chez mon jeune malade qui guérit avec une semi-ankylose fibreuse qui ne le gêne pas depuis six ans pour faire son métier de colporteur. Ce résultat fait d'autant plus d'honneur à l'huile, qu'un chirurgien expérimenté avait, à la consultation de l'un des hôpitaux d'enfants, jugé une mutilation indispensable.

II. En regard de ce fait, je placerai le succès non pas le plus important, mais le plus flagrant que je dois à l'essence de térébenthine.

Une vieille femme, ancienne blanchisseuse, portait depuis dix ans au pied gauche une masse de callosités, divisées par de profondes crevasses donnant un pus fétide, et que transformaient en fistules de nombreux ponts de tissus altérés. L'excision, le fer rouge, les émollients, les résolutifs et la compression vinrent à bout de cette singulière affection après quatre mois de traitement. Au début de l'entreprise, j'avais cru devoir prévenir la malade que cette sorte de dégénérescence calleuse des tissus serait longue à guérir, mais qu'il faudrait beaucoup plus de temps encore pour venir à bout d'une carie assez étendue de la malléole externe, la seule lésion osseuse, au reste, qui existât ; et cela en dehors de la limite de l'altération des parties molles.

L'essence fut employée seule sans aucune rugi-

nation de l'os, sans le secours d'un traitement général qui n'était pas indiqué ; en un mot. à l'exclusion
de tout autre moyen. Le mode d'application con-
sista en une imbibition permanente d'une boulette
de charpie qui remplissait la petite cavité et sur laquelle la malade versait elle - même fréquemment
quelques gouttes de liquide. En un mois la plaie
était fermée par adhérence de la peau à l'os guéri,
et depuis cinq ans elle ne s'est pas rouverte. C'était
là une de ces lésions favorables à l'observation dont
parle M. Laugier, à l'occasion de ses essais avec la
teinture d'iode, où il est aisé de constater et de suivre
l'effet d'un agent médicamenteux.

III. Le désir d'activer une guérison trop lente, à
mon gré, m'a souvent fait sortir des conditions de
l'expérimentation rigoureuse et spéculative. C'est
ainsi qu'il m'est impossible de faire la part de l'huile
et de l'essence dans le cas que je vais rapporter.

Un homme de 35 ans, parfaitement scrofuleux,
atteint d'ozène, et, par la suite, de phthisie, portait
depuis deux ou trois ans une tumeur lacrymale à
gauche, percée, lorsque je la vis, d'un très-petit pertuis fistuleux.

L'incision me permit de constater une carie de
l'onguis et de l'apophyse montante pour la guérison
de laquelle je comptai sur l'énergique modification
apportée par la cautérisation au *canquoin* et sur
l'usage interne des reconstituants spéciaux.

Il n'en fut rien ; et, en dépit de l'établissement
d'une belle suppuration, l'altération osseuse persis-
tait après deux mois ; si bien que je pensai aboutir
à un insuccès complet et déplorable pour le malade.

Les instillations d'huile et d'essence continuées
durant quatre mois, procurèrent cependant une
guérison parfaite qui ne s'est pas démentie depuis
cinq ans.

Les traces de cette affection rebelle ne sont accusées que par l'adhérence des téguments aux os sans presque de cicatrice apparente.

Le larmoiement, très-incommode pendant les deux premières années, a d'ailleurs complétement disparu.

IV. Le fait suivant, qui est aussi un exemple de l'emploi successif de l'huile et de l'essence, ne se présente pas avec une physionomie d'évidence aussi nette; et, sans le reléguer dans la catégorie des douteux, je ne m'en prévaudrai que pour affirmer une fois de plus l'utilité qu'il y a pour le médecin à se mettre en communication directe avec les altérations des parties dures cachées dans la profondeur des tissus.

Une femme était atteinte d'ongle incarné au gros orteil droit. Un officier de santé imagina d'y appliquer vingt pastilles de potasse caustique et de les y abandonner. Il s'ensuivit de graves accidents auxquels survécut une ostéite des phalanges. Pendant deux ans la malheureuse, souffrant toujours, voyait l'orteil s'enflammer de temps en temps, et de petites esquilles en sortaient de tous côtés. Concevant alors la pensée de régulariser ces éliminations, je passai au côté externe de l'orteil, à travers des tissus intacts, à l'aide d'une aiguille large d'un demi-centimètre, six fils de soie, que je nouai au dehors par les deux extrémités. Ce séton resta en place cinq mois, durant lesquels on s'en servit pour faire pénétrer de l'huile, puis de l'essence. La suppuration s'établit, et bien que la partie soit restée longtemps douloureuse et gonflée, je ne vis plus qu'une esquille après l'établissement de l'exutoire.

Il est bien entendu qu'aucun traitement général n'avait été suivi, mais on fit un large usage des bains et des cataplasmes: de ceux-ci la nuit seulement, car cette femme, domestique par état, ne cessa de marcher.

Les deux observations suivantes seront sans doute classées parmi les douteuses. Cependant, comme la guérison est survenue à la suite de traitements dans lesquels les injections ont joué un rôle important, je me crois autorisé à les livrer telles quelles.

V. La première a trait à un jeune homme de 20 ans, atteint d'arthrite scrofuleuse du genou gauche. La peau qui recouvre le condyle interne était le siége d'un décollement mis à profit par plusieurs trajets fistuleux aboutissant à une carie superficielle de l'os. L'injection d'huile de morue changea rapidement l'aspect de la suppuration ; et la guérison fut obtenue au bout de six mois avec le concours très-efficace d'un mode de compression particulier.

Sept mois plus tard une récidive eut lieu sous l'influence évidente d'un traumatisme accidentel.

VI. La seconde observation, à propos de laquelle il y a aussi lieu peut-être de faire des réserves (1), se rapporte à une jeune fille âgée de 24 ans, dont l'adolescence fut marquée par l'apparition d'une arthrite grave du genou droit, s'accompagnant de fistules. L'affection guérit au bout de plusieurs années de traitements divers avec raideur de la jointure et légère atrophie de la jambe. Au mois de mai 1866, Mlle X... vint me consulter pour une douleur siégeant au-dessus du genou : l'os était plus gros que son congénère, sensible à la pression, il y avait en outre une grande faiblesse du membre et un érythème de la peau du jarret.

(1) La guérison ne s'étant point dans ce cas démentie depuis dix-huit mois, les réserves pourront toutefois ne porter que sur le diagnostic de la carie dont le foyer est demeuré inaccessible à la constatation directe.

L'ostéite reconnue lors de cette première inspection ne manqua pas de suivre son cours, et je fus appelé, en janvier 1867, à constater les désordres suivants :

Le fémur droit, à la partie la plus éloignée de l'articulation de son tiers inférieur, dans une étendue de 5 centimètres, est, si l'on peut ainsi parler, à pleine peau : c'est-à-dire qu'on ne peut, comme de l'autre côté, faire jouer les téguments sur sa surface externe que la main rencontre immédiatement en éprouvant la sensation d'une dureté moindre que celle qui est donnée par le tissu osseux. L'accroissement de volume n'est pas symétrique ; mais il est plus prononcée en dehors où l'os semble plaqué comme d'une jumelle.

Le siége principal de la douleur provoquée est en cet endroit et à la partie moyenne du fémur, en dedans, au contraire ; mais l'os tout entier est douloureux sans qu'il existe aucun retentissement dans les articulations du genou et de la hanche.

C'est il y a deux mois, et sans cause spéciale que s'est caractérisée la phase actuelle de la maladie par l'explosion d'accidents inflammatoires profonds qui ont abouti à l'ouverture d'un abcès à la partie supéro-externe du creux du jarret en dedans du tendon du biceps, et d'un autre dont l'ouverture, restée fistuleuse comme la précédente, s'est faite à la partie moyenne et postérieure de la cuisse. Ces orifices donnent issue à un pus séreux mêlé de sang.

Le sondage des trajets, opéré séance tenante, ne permet pas de découvrir le point de départ de la suppuration. Introduit par le pertuis inférieur, le stylet ne peut trouver sa voie au delà d'un trajet de 0,04 centimètres qu'il parcourt de bas en haut, et d'avant en arrière, dans une direction qui, prolongée, rencontrerait le fémur à l'union de son tiers moyen avec son tiers inférieur. Le pertuis postéro-supérieur, distant du précédent de 0,10 et de 0,24 de l'ischion, conduit, par un canal étroit et presque perpendiculaire à l'axe du fémur, sur l'os qu'il ne sent pas dénudé. Sur ce conduit s'embranche un rameau qui s'étend en retour de bas en haut et parallèlement à l'os vers le grand trochanter jusqu'à une hauteur que je ne puis atteindre avec le stylet coudé.

En dépit de l'absence de démonstration complète, le diagnostic ne pouvait être douteux et il fut : *ostéo-périostite diaphysaire du fémur consécutive à une ostéite articulaire guérie.*

Les deux articulations adjacentes restant complétement en dehors des manifestations morbides actuelles, il était à croire, en effet, que si la diaphyse n'était point seule absolument en cause, comme le démontrait au reste le gonflement de presque tout le quart inférieur de l'os, c'était du moins à la partie moyenne que devait se rencontrer le degré le plus élevé des altérations.

D'autre part, la multiplicité des hiatus fistuleux, l'écartement de leurs points d'embouchure, l'existence de la douleur provoquée en des points distants de la cuisse, témoignaient assez de l'étendue de l'affection. Eu égard à l'état général, le sujet appartenait à la variété des lymphatiques colorés et gras, et les parties molles de la cuisse ne partageaient pas l'atrophie relative de celles de la jambe. Aussi dans le grand trajet fistuleux de la partie moyenne, le stylet n'avait pas à traverser moins de 12 centimètres de chairs pour arriver jusqu'à l'os. La cuisse avait à ce niveau $0^m,45$ de tour.

Cette disposition, jointe à la considération de l'ignorance où l'on devait rester des limites positives du mal et du siége principal de la carie, me font penser qu'une opération qui eût consisté à se frayer

une route à travers la masse externe du triceps pour
aller enlever un séquestre ou pratiquer un évide-
ment n'était pas de mise. Je crois que l'on eût été
justifié en attaquant l'hyperostose inférieure par-
devant, ainsi que l'a fait, avec bonheur, M. Richet
pour le tibia; mais on eût ainsi laissé de côté la carie
qui existait certainement en arrière et que l'on ne
pouvait pas songer à poursuivre les armes à la main.

Au surplus, ce n'est pas ici le choix du procédé
curatif qu'il s'agit de discuter, mais seulement la
propriété de certains agents topiques que l'on cher-
che à établir. Je dirai donc qu'éloignant l'idée d'une
opération régulière et de haut appareil, je résolus
de me borner à la mise en œuvre de mes procédés
habituels de cheminement pour mettre les foyers en
communication facile avec le dehors, et faciliter
l'action des topiques modificateurs : ce qui n'était
après tout qu'un cas particulier de l'application de
la grande méthode du drainage chirurgical.

A cet effet, j'introduisis par l'orifice postéro-supérieur, une longue aiguille incluse dans une sonde
en caoutchouc. Ainsi protégée la pointe parcourut,
sans en blesser les parois, toute la longueur du trajet fistuleux de plus de 0,12 centimètres, et vint bu-
ter dans le cul-de-sac antérieur circonscrit par l'os
en dedans et une épaisseur peu considérable de tissus en dehors. Appuyant alors, autant que je le
pouvais, en bas et en avant, je perforai aisément le
caoutchouc et la couche charnue, moins facilement
la peau sur laquelle il fallut exercer une contre-
pression, et je retirai l'instrument entraînant une
mèche de fils de soie.

La fistule borgne externe de la partie postérieure
et moyenne de la cuisse se trouvait ainsi trans-
formée en un canal dirigé d'arrière en avant et un
peu de haut en bas, de façon que son extrémité

antérieure aboutissait à la limite supérieure du gonflement périostique inférieur du fémur. Mon but, en
exagérant ainsi la légère obliquité du trajet primi-
tif, avait été de faire profiter ce point de la purulence
résolutive que j'allais obtenir par la permanence
du séton et les injections destinées à guérir la carie.
Ce but, je me hâte de le dire, fut complétement atteint; ce fut même le résultat partiel le plus immédiat, le plus palpable de tout le traitement. '

En quinze jours, en effet, après la suppuration
établie, la circonférence du membre avait, en cet
endroit, diminué de 1 centimètre, et la douleur en
disparut sous l'influence manifeste de l'exutoire adjacent.

C'est dans le même point antérieur que je fis aisément aboutir, en le pénétrant peu à peu, le trajet
inférieur parti du creux du jarret, et le système de
canalisation fut complété par la mise en communication directe des deux ouvertures spontanées à l'aide
d'un fil courant dans une direction parallèle à la
peau à travers une masse de tissus indurés.

Les galeries ainsi reliées deux à deux circonscri-
vaient dans l'épaisseur de la cuisse un triangle rec-
tangle dont la base, prise à la partie postérieure
entre les orifices d'origine, mesurait 10 centimètres,
l'autre côté adjacent à l'angle droit (premier boyau
ouvert) 0,12 cent., et l'hypothénuse oblique du
jarret au fémur, 0,14.

L'impossibilité où je restai de suivre les progrès
de la cure osseuse, malgré mes efforts pour atteindre l'un des siéges de la carie, me conduisit à main-
tenir perméable fort longtemps cette espèce de
système circulatoire. Pendant près d'un an des
injections alternées d'essence de térébenthine et
d'huile de foie de morue blonde furent pratiquées,
sans le secours d'aucun autre moyen. En janvier

1868 seulement une compression fort incomplète,
en raison de l'extrême conicité de la région jointe
à la nécessité de respecter deux ouvertures, fut
exercée durant un mois. Quant au traitement interne, il est permis d'en faire abstraction tant il fut
irrégulièrement et incomplétement suivi.

Au mois de février 1868 la suppuration était tarie
depuis longtemps, l'orifice antérieur et celui du
creux du jarret étaient fermés et je permis, quoi-
qu'à regret encore, à la malade de faire en voiture
les cinq lieues qu'elle avait à parcourir pour retour-
ner chez elle.

Le 20 mars 1868, elle revint me voir dans un état
très-satisfaisant, mais conservant encore une fistu-
lette aboutissant à l'orifice postéro-supérieur par lequel je faisais à grand'peine pénétrer le stylet à une
profondeur de $0^m,04$, et qui ne donnait lieu qu'à
un léger suintement.

Le 20 avril 1869, un an après, j'ai revu Mlle X...
Les fistules sont et demeurent toutes fermées depuis
longtemps; la cuisse est d'aspect sain; le fémur ne
paraît pas gonflé, le point inférieur externe et le
point moyen interne ne sont pas douloureux à la
pression. Toutefois le membre reste faible et ne se
prête pas aux longues marches. En outre, il y ap-
paraît de temps à autre des douleurs profondes qui
ne sont pas sans me laisser une certaine appréhen-
sion. La santé générale est excellente, les chairs
plus fermes.

Voici maintenant un fait beaucoup plus complet
et qui mérite, à mon sens, une attention sérieuse :

VII. Un jeune homme de 26 ans, l'aîné d'une famille
très-saine de cultivateurs qui compte cinq beaux
garçons, avait eu dans son enfance au bras droit un
mal qu'un curé de campagne fit *aboutir* à l'aide
d'un topique dans lequel entraient, à ce qu'il paraît,

de la ciguë et de l'iodure de plomb. L'abcès, car c'en était un, s'ouvrit, suppura longtemps avec issue de nombreuses esquilles et finit par guérir complément.

Durant son adolescence, P... vit son genou droit gonfler ; et à la suite d'accidents plus ou moins sérieux, tour à tour exaspérés et suspendus, un abcès s'ouvrit encore à la partie supérieure et externe de la jambe et resta fistuleux. Muni de cette sorte de soupape de sûreté, P... reprit son travail, supportant patiemment durant de longues années ce qu'il regardait comme une incurable infirmité. Parfois, à la suite d'un effort, ou sans cause appréciable, le genou gonflait rapidement, et puis, après quelques jours de repos et de cataplasmes, la tumeur s'affaissait ; et en même temps, suivant le dire du malade, la plaie de la jambe donnait issue à une abondante sérosité. Les choses allèrent de la sorte jusqu'en 1863, époque à laquelle je fus consulté. Mon avis fut que l'on ferait bien de renoncer aux traitements par approximation suivis jusqu'alors, et je proposai une exploration immédiate destinée à me renseigner sur l'étendue de la lésion et la nature des organes intéressés. Ces conclusions ne furent point agréées et je n'en entendis plus parler jusqu'en 1864. Vers la fin de novembre je fus rappelé près de P... que je trouvai couché et en proie à une de ces hydarthroses périodiques auxquelles donnaient lieu habituellement les efforts de cicatrisation spontanée de la plaie de la jambe. Cette fois, il y avait en plus une lymphangite profonde aboutissant à un gros ganglion crural qu'il fallut ouvrir et qui donna un pus sanieux d'assez mauvais aspect. La contitution paraissait en outre avoir souffert, et P.., convaincu de l'inanité de tous les palliatifs auxquels il avait eu recours dans l'intervalle de nos deux entrevues, se remit en mes mains avec une confiance et un courage qui ne se sont pas démentis un instant durant les sept longs mois que dura le traitement. J'attendis bien entendu la disparition complète des accidents aigus pour me livrer à un examen complet dont le résultat fut les constatations suivantes.

Le genou droit, une fois l'épanchement disparu, n'est pas plus gros que son congénère, il n'est le siége d'aucune douleur, et les mouvements s'accomplissent aisément. Pas de frottements rudes ni de craquements ; à peine si l'on réveille une sensibilité anormale en comprimant fortement les surfaces articulaires l'une sur l'autre par un mouvement brusque d'ascension communiqué au tibia. Du côté de cet os, il semble à l'œil nu exister du gonflement ; mais cette impression, causée peut-être par l'aspect exubérant de l'ulcère qui y existe, n'est pas confirmée par la mensuration. Cependant la partie supérieure de la face interne du tibia me semble un peu saillante, comme très-légèrement soufflée, et dans cet endroit il existe une douleur modérée que l'on augmente par la percussion. D'ailleurs, pas de changement de coloration à la peau, pas de développement des veines sous-cutanées, pas d'altération notable des formes extérieures. Les seules modifications bien appréciables sont un léger épanouissement de la grande synoviale qui donne au genou l'aspect empâté, et la plaie de la jambe. Celle-ci siége immédiatement au-dessous du tubercule d'insertion du tibial antérieur dans une étendue circulaire comparable à une pièce de 5 francs. La surface est représentée par des croûtes au-dessous desquelles on trouve des fongosités. J'ai d'abord quelque peine à me retrouver dans ce fouillis ; mais, guidé par le malade intelligent qui avait mis à profit mes indications de l'année précédente, mon stylet finit par s'engager dans un conduit très-étroit situé à la partie supérieure de la plaie, tout à fait sous le rebord de la tubérosité externe du tibia. Cette fistule, après un trajet oblique de bas en haut et d'avant en arrière offrant 4 centimètres de longueur, aboutit à l'os dénudé et rugueux. L'instrument semble alors s'engager dans un orifice trop étroit pour le laisser passer; mais, en forçant un peu, on lui fait franchir l'obstacle qui existe évidemment dans une très-petite étendue; et comme à son extrémité mousse succède une partie étranglée, le stylet se meut aussitôt librement dans une cavité qui existe au delà du pertuis osseux, et va frapper à une profondeur totale de 7 centimètres, contre un plan osseux, dur encore, quoique dépouillé de périoste interne. Cette cavité n'était pas ampullaire; elle offrait au contraire plusieurs loges ou cellules et même un arrière-fond que l'on ne pouvait atteindre en haut et en dehors qu'en coudant la tige métallique. Pas de partie mobile, pas de séquestre dans toute cette étendue.

Ces constatations ne furent pas toutes l'œuvre de la première séance. Il fallut procéder avec lenteur et ménagement, et la vérification de la capacité du creux, la découverte de l'arrière-fond n'eurent lieu que beaucoup plus tard. Ce que je reconnus dès lors me permit de porter le diagnostic suivant : *ostéite suppurée primitivement extra-articulaire de la tubérosité externe du tibia ; amincissement extrême de la lame compacte de la face externe à son niveau ; ouverture spontanée et double de l'abcès*, au dehors et dans l'articulation. L'intégrité relative de cette jointure tenait sans doute à cette fistule providentielle qui, conduisant au dehors les déchets de la carie, l'avait sauvée au moment où, par la communication

établie déjà, elle allait être envahie par le pus et les
fongosités. Quant à cette communication interne,
avait-elle lieu à travers le cartilage diarthrodial
percé, dissocié en un point par du pus ou une fon-
gosité émanée de l'os, se faisait-elle entre le premier
plan de cellules spongieuses et la lamelle compacte
de revêtement sous-cartilagineux, soulevée suivant
l'un des mécanismes indiqués par M. Richet? ou
bien était-elle le résultat de l'ulcération successive
de l'os et du cartilage auquel MM. Crocq, Redfern et
Broca concèdent cette propriété vitale? c'est ce que
je ne saurais dire. Je ne m'arrêterai pas à discuter
la réalité de son existence qui, dès lors extrême-
ment probable, ne fut que trop démontrée par la
suite.

Bien que préoccupé de cette complication, j'avais
une telle confiance dans la vertu des modificateurs
osseux dont je disposais que je ne crus pas devoir
en refuser le bénéfice à P..., tout en me promettant
d'y aller avec prudence. Mais avant d'en venir là,
il fallait faire la route et je consacrai plusieurs semaines à surmonter des difficultés qui faillirent
m'arrêter avant de me mettre sérieusement à
l'œuvre.

S'il ne s'était agi que de la résistance offerte par
le trajet musculaire cheminant à travers les fais-
ceaux bridés du jambier antérieur, j'aurais pu le canaliser avec un bout de sonde comme je le fis plus
tard; mais c'était le pertuis osseux qu'il fallait agran-
dir aussi. Pour arriver jusqu'à lui, j'incisai les fibres
du muscle en travers, mais discrètement à cause du
voisinage de la récurrente tibiale antérieure. Cela
ne suffit pas, et comme l'expérience me manquait
encore, je perdis bien du temps en cautérisations et
tamponnements avec des cônes de charpie avant
d'en venir à la simple cheville de guimauve, qui

écarte doucement les tissus, et à l'extrait de Saturne pur qui les fixe dans l'écartement obtenu en s'opposant au bourgeonnement.

C'est ainsi que je parvins à établir un entonnoir assez large pour admettre un perforateur aigu et coupant. Ayant engagé la pointe de cet instrument dans le trou de l'os, j'attaquai vivement par un mouvement de rotation alternatif la mince lamelle de tissu compacte qui circonscrivait de ce côté le vide laissé par l'élimination du tissu spongieux, et j'eus en quelques minutes pratiqué une ouverture aussi large que je le pouvais désirer.

Le traitement allait donc pouvoir sérieusement commencer, et j'ai lieu de croire à présent que le tranquille progrès n'en eût point été traversé, si une circonstance inattendue ne fût venue jeter le trouble et l'indécision dans mon esprit. La première fois que je pratiquai une injection d'eau simple, je fis pénétrer tout le contenu d'une petite seringue, d'environ 15 gram., ce qui démontrait l'existence d'une caverne assez spacieuse. Le piston fut poussé bien doucement de façon à ne pas forcer le passage dans l'articulation qui ne se gonfla pas, et il ne se manifesta aucune douleur. Tout allait bien de ce côté, mais je fus surpris de voir le liquide coloré par du sang s'élever pour ressortir du fond de l'entonnoir charnu par un mouvement d'expension, sans jet, mais rhythmé et isochrone aux battements de la radiale explorée comparativement. A la suite de l'eau teintée, il sortit une certaine quantité de sang pur obéissant à la même impulsion, indice de la réaction succédant sans doute dans les canalicules sanguins à la compression momentanée exercée par l'injection.

Plus tard, le 27 février 1866, je lus dans la *Gazette des hôpitaux* la relation d'un fait analogue qui frappa M. Demarquay, à la suite d'une ouverture du sinus frontal par trépanation ; mais c'était alors la première fois que je voyais ce phénomène et il ne laissa pas de me causer quelque émotion. Je ne pouvais pas, en effet, ne pas penser aux diverses tumeurs kystiques, fongueuses, à myéloplaxes, fibroplastiques, vasculaires, qui ont souvent pour siége l'épiphyse supérieure du tibia, et aussi à l'abcès vasculaire-anévrysme — des os dont s'occupait précisément à cette époque M. Richet dans les *Archives*. Toutefois, je me rassurai en considérant : les commémoratifs aboutissant à une ostéite de l'humérus, la durée de l'affection, l'absence de développement du réseau veineux superficiel, l'impossibilité de percevoir aucun souffle, la consistance normale de la lame compacte enveloppante, l'existence d'une plaie fistuleuse externe simple, la non-existence d'une tumeur proprement dite et enfin la netteté avec laquelle le stylet rencontrait au fond de la caverne la sensation osseuse. Tous ces signes positifs ou négatifs, recherchés avec attention, me confirmèrent dans la pensée que j'avais bien affaire à une carie de la tête du tibia suite d'ostéite suppurée. C'était, à une période plus avancée, un cas analogue à celui qui est rapporté à la page 209 du Mémoire de M. Richet, et dans lequel ce professeur obtint sur un enfant un beau succès par la rugination et la ponction de l'os.

Peut-être trouvera-on que j'aurais dû voir dans ce dernier fait aussi bien un exemple à suivre qu'une analogie à relever. Je me posai à moi-même cette question et la résolus négativement par les raisons suivantes :

1° Comme il ne pouvait s'agir d'un simple dégorgement de l'os, il fallait, eu égard à la solidité persistante de la paroi antéro-externe, recourir au

trépan afin de pouvoir opérer dans la caverne. De
là, nécessité de sacrifier au moins les attaches su-
périeures du jambier antérieur : autant d'ailleurs
pour assurer l'écoulemeut du pus et permettre les
pansements ultérieurs que pour faciliter l'opération.

2° On pouvait s'attendre à trouver la paroi supérieure réduite à une lamelle tellement mince que la
rugination en fût impossible sans s'exposer à pénétrer en grand dans l'articulation, et alors on n'aurait pu faire qu'une opération incomplète et insuf-
fisante.

3° Enfin, en éliminant de la cause toutes les af-
fectious malignes, il fallait encore tenir compte du
développemeut vasculaire qu'accusait le phénomène
d'ascension rhythmique que j'ai décrit, et que la
richesse particulière et normale des tubérosités du
tibia rendait d'autant plus probable.

Cette disposition était de nature à me préoccuper
aussi dans le mode de traitement que j'adoptais ; et
je ne crus pas pouvoir guérir la carie avant d'avoir
réprimé les fongosités érectiles que je croyais exister à la surface interne. Dans ce but, j'employai divers liquides injectés, y compris le perchlorure de
fer affaibli et la teinture d'iode. Je m'étais en dernier lieu arrêté au sulfate de fer en solution au
dixième, ce sel m'ayant paru, outre sa vertu astrin-
gente, posséder un pouvoir suppuratif remarquable.
Il ne réussit pas mieux que le reste. Toujours même
ascension rhythmique du liquide suivi de sang pur
après l'injection, même capacité de la caverne,
même absence de tendance suppurative, et toujours
le stylet rencontrait la surface inégale et rugueuse
du plan du osseux à la même profondeur de
$0^m,07$.

C'était, après deux mois d'efforts, un résultat nul,

qui servira du moins à démontrer une fois de plus l'insuffisance des applications iodées et ferrées contre la carie.

La situation se compliqua bientôt d'un grave accident que je n'ai nulle envie de dissimuler, bien qu'il soit de nature à m'attirer des critiques.

Le malade étant éloigné de ma résidence j'avais cru pouvoir lui confier le soin de faire des injections astringentes au sulfate de fer dont j'avais moi-même éprouvé l'innocuité, en lui recommandant de les pousser à petits coups et de ne jamais obturer longtemps la lumière de l'orifice osseux. Non content de ne point se conformer à cette prescription, l'imprudent imagina de pousser deux injections coup sur coup et avec force, en interceptant à l'aide de la canule fixée dans le trou de l'os toute communication avec l'extérieur.

Une vive douleur annonça l'arrivée du liquide dans l'articulation, et le genou se mit aussitôt à goufler.

Dès le lendemain je constatai une hydrarthose énorme. La tension de la partie était extrême et les douleurs violentes ; mais la rougeur, la chaleur locale ainsi que la réaction générale étaient modérées. Les sangsues, les purgatifs, le vésicatoire monstre de Velpeau, rien n'y fit ; et trois jours après, craignant la rupture ou le passage à l'inflammation suppurative, redoutant aussi l'explosion d'accidents nerveux, je me décidai à recourir à la ponction.

Je ne prenais pas, au reste, ce parti en désespéré, car je possède certains faits qui m'autorisent à penser qu'une articulation hantée par des habitudes morbides tout à fait chroniques ressent moins vivement les traumatismes méthodiques que l'on exerce sur elle dans un but thérapeutique qu'on pourrait le croire d'après les accidents qui suivent les blessures portant dans l'intérieur d'une articulation vierge et saine.

Je ne veux pas aller plus loin ; mais un fait de large plaie pénétrante du genou maintenue béante qui m'est commun avec le Dr Alméras, d'Étampes, m'incline à croire aussi que dans les accidents consécutifs à ces sortes de lésions l'étranglement pourrait bien jouer un grand rôle.

Quoi qu'il en soit, la ponction fut pratiquée le 14 janvier 1855, à l'aide d'un trocart explorateur de trousse, enfoncé dans le cul-de-sac interne supérieur de la synoviale. Il s'écoula environ 45 gr. de sérosité tout à fait claire, et le patient ressentit un soulagement immédiat qui laissa subsister, malgré cela, une partie des symptômes douloureux avec de l'enflure.

Dès le lendemain la jointure avait, à peu de chose près, retrouvé ce qu'elle avait perdu ; et je délibérais sur le parti à prendre, lorsque, sous l'influence peut-être de cataplasmes assez lourds, imbibés d'une solution très-astringente au sulfate de fer, d'alumine et de potasse, soudain la tension se mit à diminuer, et la sérosité, filtrant à travers la communication interne rétablie, vint inonder par la plaie externe les pièces de pansement. Ce fut l'affaire de quelques heures. A ce dernier signe bien connu du malade, le malheureux comprit que le terme de ses souffrances était arrivé. En effet, à part des accès de fièvre qui étaient survenus et que je fus obligé de couper, tout rentra rapidement dans l'ordre, et il me fut démontré que dans cette occasion extrême, encore, il y avait eu hydarthrose simple sans arthrite, en dépit de la projection d'un liquide irritant sur les surfaces synoviales. Et on ne pourra pas dire qu'il y a eu simple occlusion de la fistule interne sans pénétration du liquide puisque cette pénétration a pour ainsi dire été prise sur le fait par l'éclair de douleur ressenti pendant l'injection même.

Ce fâcheux épisode ne me fit point renoncer aux injections ; seulement je les pratiquai moi-même à partir de ce moment durant deux mois, laissant au malade le soin des instillations qu'une mèche conduisait à l'intérieur.

Je renonçai pourtant à simplifier le cas, comme j'en avais conçu d'abord le projet, par la répression de l'élément vasculaire, et je m'attaquai au fond de la maladie, représenté par la carie, à l'aide de l'huile dont je m'efforçai de baigner l'os à demeure.

Au bout de quinze jours, vers le 20 février, la suppuration s'établit. Un mois après, les points touchés par le stylet parurent revêtus d'une couche de tissu régénéré ; la sensation osseuse avait disparu, on n'obtenait plus aussi aisément l'effusion du sang au moindre attouchement. La caverne alla se comblant ainsi peu à peu durant le mois d'avril. Au commencement de mai, je substituai l'essence de térébenthine à l'huile qui commençait à donner mauvaise odeur, et je confiai de nouveau les injections au malade, qui les pratiquait d'abord à l'aide d'un bout de sonde laissée à demeure dans la fistule. Bientôt il dut le mettre de côté, car le bourgeonnement interne avait pris, depuis la substitution de l'essence à l'huile, une activité remarquable. A la fin de mai on ne pouvait plus pénétrer dans l'os. Le 19 juin 1866, je faisais ma dernière visite au malade que j'ai vu depuis bien souvent se livrer aux plus rudes travaux, et qui n'a pas éprouvé depuis quatre ans une heure d'incommodité.

La montée du liquide s'était faite jusque vers le milieu de mai, et j'estime que sa disparition n'a pas été due à l'action spéciale de l'essence sur le tissu vasculaire, mais bien au retour de la circulation nutritive de l'os à ses conditions normales. Jusqu'à la même époque, bien tard par conséquent, le stylet coudé explorant l'arrière-fond supéro-externe de la cavité n'y décelait aucune tendance réparatrice. Le bourgeonnement s'y produisit au contraire dès que le liquide médicamenteux, conduit par le plan exhaussé du fond de la loge principale, put y atteindre et y séjourner.

Quant à la douleur dont j'ai signalé l'existence à la partie supérieure interne du tibia je l'enlevai vers la fin d'avril par l'application d'un topique dont je ne saurais m'approprier l'initiative à la suite des observations intéressantes faites par M. Isambert, mais que je n'en emploie pas moins depuis longtemps à titre de puissant résolutif. Il consiste dans l'adjonction d'un dixième ou d'un vingtième d'iodure de plomb à une masse de magdaléons de Vigo ramollis au bain-marie. On étend sur une peau pour obtenir un emplâtre épais qu'on peut laisser en place de huit à quinze jours.

C'est un moyen énergique ; et il faut se souvenir que le bi-iodure qui se forme probablement est toxique et caustique. Aussi la peau s'en trouve-t-elle le plus souvent entamée ; ce qui ne nuit pas à l'effet.

C'est là le seul moyen accessoire qu'en dehors du traitement général de rigueur, j'ai employé dans ce cas qui relève évidemment, je pense, de l'action isolée ou combinée de l'huile et de l'essence.

Du reste, les procédés de traitement pour lesquels je sollicite aujourd'hui l'attention (en appelant à l'expérience des doutes que laisseront subsister mes trop imparfaites observations), ces moyens, dis-je, sont moins singuliers et, en que que sorte, plus naturels que celui qui a été introduit dans la pratique sous le patronage de MM. Nolta et Nélaton.

Les propriétés excitantes, siccatives, antiseptiques de la térébenthine sont vulgaires ; et l'efficacité de l'huile de morue contre les maladies du squelette est acceptée par tout le monde. Leur application topique n'est donc qu'un pas fait dans la voie ouverte par les Wood, les Béhier, les Luton en conformité du principe de la spécialité d'action qu'il est légitime d'attribuer, suivant M. Gubler, à *certains agents de la matière médicale sur certains éléments histologiques, certains organes ou certains appareils.* C'est dans cette direction, indiquée par le savant professeur, qu'il faut à présent poursuivre, à la suite des initiateurs, le progrès thérapeutique. J'avoue, pour ma part, qu'après avoir été témoin des merveilleux effets produits par l'injection de quelques gouttes de teinture d'iode au sein de la glande thyroïde hypertrophiée, la plus rebelle au traitement que l'on dit général et que l'on pourrait appeler « dispersé, » j'avoue, dis-je, que je conçois les plus grandes espérances.

Arrivera-t-on à remplacer les litres dont on est obligé de gorger l'estomac des poitrinaires par quelques grammes d'huile ou de substance balsamique injectés par la trachée ou autrement? Je ne sais. Mais qu'en coûterait-il pour essayer dès à présent l'action immédiate de certaines substances sur le parenchyme pulmonaire suppuré dans ces cas désespérés de perforation avec épanchement pleuro-purulent ayant nécessité la thoracentèse, comme il s'en rencontre souvent dans les hôpitaux !

Paris. A. PARENT, imprimeur de la Faculté de Médecine, rue Mr-le-Prince, 31.